Salatare kuharicu 2023

Savršeni recepti za svaku prigodu

Dorian Mlakar

sadržaj

Začinjena salata od kruške i plavog sira 10

Pikantna talijanska salata 12

Cezar salata 14

Salata od pršuta i karameliziranih krušaka i oraha 16

Salata od mandarine Romaine salata s preljevom od maka 18

Kućna salata u restoranskom stilu 20

Salata od špinata 22

Salata od špinata Super Seven 24

prekrasna salata 25

Salata od špinata i orzoa 26

Salata od jagoda, kivija i špinata 28

Salata od špinata i nara 29

Salata od špinata s preljevom od želea od paprike 30

Super jednostavna salata od špinata i crvene paprike 31

Salata od špinata, lubenice i mente 32

Fina salata od nara 34

Hrskava salata od jabuka i badema 35

Užitak od mandarine, gorgonzole i badema 36

Tostirana salata od romaine i naranče 37

salata koja izaziva ovisnost 38

Kelj salata sa narom, suncokretovim sjemenkama i narezanim bademima 40

Salata od nara i fete s limunom Dijon Vinaigrette 42

Salata od rikule, komorača i naranče 44

Salata od avokada, lubenice i špinata 45

Salata od avokada, kelja i kvinoje 46

Salata od tikvica sa posebnim dresingom 48

Salata od povrća i slanine 50

Hrskava salata od krastavaca 52

Šarena salata od povrća i sira 53

kremasta salata od krastavaca 55

Salata od slanine i brokule 57

Kukuruzni kruh i salata od povrća 59

Salata od graha i povrća 61

Salata od kukuruza i maslina 63

salata od kukuruza 65

Svježa mađarska salata 67

Savršena kombinacija rajčice, krastavca i luka. 69

Klasična salata od krastavaca 71

Salata od rajčica s preljevom od višanja 73

salata od šparoga 75

Salata od tjestenine i Black-eyed Peas 77

Salata od špinata i cikle 79

Salata od krumpira s acetom balsamicom 81

Marinirana salata od rajčice 83

Ukusna salata od brokule 85

Salata od kukuruza s talijanskim preljevom 87

Salata od šparoga i paprike 88

Salata od rajčice i bosiljka 90

šarena vrtna salata 92

Salata od gljiva 94

Salata od kvinoje, mente i rajčice 96

Recept za salatu od kiselog kupusa 98

Brza salata od krastavaca 100

Kriške rajčice s kremastim preljevom 102

Salata od cikle 103

Salata od piletine i špinata 105

Njemačka salata od krastavaca 107

Šarena salata od citrusa s jedinstvenim preljevom 109

Salata od krumpira, mrkve i cikle 111

Satay salata od piletine Zdravi Sammies 112

Kleopatrina pileća salata 114

Tajlandsko-vijetnamska salata 116

Božićna Cobb salata 118

zelena krumpir salata 121

salata od zagorjelog kukuruza 124

Salata od kupusa i grožđa 126

salata od citrusa 128

Salata od voća i zelene salate 130

Salata od jabuka i zelene salate 132

Salata od graha i paprike 134

Salata od mrkve i datulja 136

Kremasti preljev za salatu od paprike 137

havajska salata 139

salata od zagorjelog kukuruza 141

Salata od kupusa i grožđa 143

salata od citrusa 145

Salata od voća i zelene salate 147

curry salata od piletine 149

Salata od jagoda i špinata 151

slatka salata salata 153

Klasična salata od makarona 155

Salata od kruške i roqueforta 157

Barbie salata od tune 159

Božićna salata od piletine 161

Meksička salata od graha 163

Salata od tjestenine Bacon Ranch 165

Salata od crvenog krumpira 167

Salata od crnog graha i kus-kusa 169

Grčka salata od piletine 171

otmjena salata od piletine 173

Pileća salata s voćnim curryjem 175

Predivna pileća salata s karijem 177

Začinjena salata od mrkve 179

Azijska salata od jabuka 181

Salata od bundeve i orzoa 183

Kres-voćna salata 185

Cezar salata 187

Salata od piletine i manga 189

Salata od naranče s mozzarellom 191

salata od tri graha 193

miso tofu salata 195

japanska salata od rotkvica 197

jugozapadni cobb 199

Caprese salata 201

Salata od dimljene pastrve 203

Salata od jaja s grahom 205

Salata Ambrozija 206

klin salata 208

Španjolska salata od paprike 210

mimoza salata 212

klasični waldorf 214

Crnooki grašak salata 216

Začinjena salata od kruške i plavog sira

Sastojci

1/3 šalice umaka od rajčice

½ šalice destiliranog bijelog octa

¾ šalice bijelog šećera

2 žličice soli

1 šalica uljane repice

2 glavice zelene salate nasjeckane

4 unce izmrvljenog plavog sira

2 kruške oguljene, očišćene od koštice i nasjeckane

½ šalice prženih i nasjeckanih oraha

½ crvenog luka nasjeckanog

metoda

U maloj zdjeli dobro pomiješajte umak od rajčice, šećer, ocat i sol. Postupno ulijevajte ulje, neprestano miješajući, dok se dobro ne sjedini. U velikoj zdjeli za posluživanje pomiješajte zelenu salatu, plavi sir, kruške, orahe i crveni luk. Prelijte preljev preko salate i pomiješajte.

Uživati!

Pikantna talijanska salata

Sastojci:

½ šalice uljane repice

1/3 šalice octa od estragona

1 velika žlica. bijeli šećer

1 crvena paprika narezana na trakice

1 ribana mrkva

1 crveni luk sitno narezan

¼ šalice crnih maslina

¼ šalice zelenih maslina bez koštica

½ šalice narezanog krastavca

2 žlice. ribani romano sir

Mljeveni crni papar po ukusu

metoda

U srednjoj zdjeli pomiješajte ulje kanole, šećer, suhi senf, majčinu dušicu i češnjak. U velikoj zdjeli pomiješajte zelenu salatu, crvenu papriku, mrkvu, crveni luk, srca artičoke, crne masline, zelene masline, krastavac i romano sir. Stavite u hladnjak na 4 sata ili preko noći. Začinite paprom i solju. Poslužite hladno.

Uživati!

Cezar salata

Sastojci:

1 glavica zelene salate

2 šalice krutona

1 limun u soku

1 prstohvat Worcestershire umaka

6 češnjaka, mljevenog

1 velika žlica. Dijon senf

½ šalice maslinovog ulja

¼ šalice ribanog parmezana

metoda

Zdrobite krutone u dublju zdjelu i ostavite sa strane. Pomiješajte senf, limunov sok i Worcestershire umak u zdjeli. Dobro izmiksati u mikseru i polako dodavati maslinovo ulje dok ne postane kremasto. Dresing preliti preko zelene salate. Dodajte krutone i sir i dobro promiješajte. Poslužite odmah.

Uživati!

Salata od pršuta i karameliziranih krušaka i oraha

Sastojci:

2 šalice soka od naranče

2 žlice. crni vinski ocat

2 žlice. sitno narezan crveni luk

1 velika žlica. bijeli šećer

1 velika žlica. bijelo vino

1 šalica prepolovljenih oraha

½ šalice bijelog šećera

¼ šalice vode

¾ šalice ekstra djevičanskog maslinovog ulja

1 velika žlica. Maslac

2 kruške, oguljene, izvadite koštice i narežite na kriške

Pršut, narezan na tanke trakice, 1/4 funte

2 srca romaine salate, oprane i natrgane

metoda

U srednje velikoj tavi prvo zagrijte sok od naranče na srednje jakoj vatri, često miješajući, dok se ne smanji za 1/4. Dodajte u blender zajedno s octom, lukom, šećerom, vinom, soli i paprom. Otopite maslac u tavi koja se ne lijepi na srednjoj vatri dok miksate na maloj brzini, uklonite poklopac i polako pokapajte maslinovim uljem da preljev postane emulgiran. Dodajte šećer i vodu i kuhajte uz stalno miješanje. Pirjajte kruške i orahe na maslacu 3 minute. Maknite s vatre i ostavite da se ohladi. Dodajte vinaigrette. Sada ih poslužite na velikom talijanskom pladnju.

Uživati!

Salata od mandarine Romaine salata s preljevom od maka

Sastojci:

6 kriški slanine

1/3 šalice jabučnog octa

¾ šalice bijelog šećera

½ šalice krupno nasjeckanog crvenog luka

½ žličice suhe gorušice u prahu

¼ žličice soli

½ šalice biljnog ulja 1 žličica. Makovo sjeme

10 šalica natrganih listova zelene salate

10 unci segmenata mandarine, ocijeđenih

¼ šalice prženih narezanih badema

metoda

Zapržite slaninu u tavi. Ocijedite, izmrvite i rezervirajte. U zdjelu blendera stavite ocat, šećer, crveni luk, suhi senf i sol. Smanjite brzinu blendera na srednje nisku. Dodajte mak, miješajte dok se ne sjedini i preljev ne postane kremast. U veliku zdjelu pomiješajte zelenu salatu s izmrvljenom slaninom i mandarinama. Prelijte preljevom i odmah poslužite.

Uživati!

Kućna salata u restoranskom stilu

Sastojci:

mijenjati porcije

1 velika zelena salata, oprana, osušena i narezana na komade

4 unce ljute papričice narezane na kockice, ocijeđene

2/3 šalice ekstra djevičanskog maslinovog ulja

1/3 šalice crvenog vinskog octa

1 žličica soli

1 velika glava ledenog brijega: isprati, osušiti i izlomiti na komade

14 unci srca artičoke, ocijeđena i narezana na četvrtine

1 šalica narezanog crvenog luka

¼ žličice crnog papra

2/3 šalice sira - naribanog parmezana

metoda

Pomiješajte sve sastojke u zdjelu i dobro promiješajte. Poslužite odmah.

Uživati!

Salata od špinata

Sastojci:

mijenjati porcije

½ šalice bijelog šećera

1 šalica biljnog ulja

2 žlice. engleski umak

1/3 šalice umaka od rajčice

½ šalice bijelog octa

1 manja glavica luka nasjeckana

1 funta špinata - oprati, osušiti i narezati na male komadiće

4 unce narezanih kestena ocijeđenih s vodom

5 kriški slanine

metoda

Pomiješajte sve sastojke u zdjelu i dobro promiješajte. Poslužite odmah.

Uživati!

Salata od špinata Super Seven

Sastojci:

Pakiranje od 6 unci lišća mladog špinata

1/3 šalice cheddar sira narezanog na kockice

1 Fuji jabuka, oguljena, očišćena od jezgre i narezana na kockice

1/3 šalice sitno nasjeckanog crvenog luka

¼ šalice zaslađenih brusnica

1/3 šalice blanširanih narezanih badema

3 žlice preljeva za salatu od maka

metoda

Pomiješajte sve sastojke u zdjelu i dobro promiješajte. Poslužite odmah.

Uživati!

prekrasna salata

Sastojci:

8 šalica mladog lišća špinata

11 unci limenke mandarina, ocijeđene

½ srednje srednje glavice crvenog luka, posebno narezane na kolutiće

1 šalica izmrvljenog feta sira

1 šalica vinaigrette preljeva za salatu od balzama

1 ½ šalice kandiranih suhih brusnica

1 šalica narezanih badema prženih u medu

metoda

Pomiješajte sve sastojke u zdjelu i dobro promiješajte. Poslužite odmah.

Uživati!

Salata od špinata i orzoa

Sastojci:

Pakiranje od 16 unci sirove orzo tjestenine

Pakiranje od 10 unci sitno nasjeckanih listova mladog špinata

½ funte izmrvljenog feta sira

½ crvenog luka sitno nasjeckanog

¾ šalice pinjola

½ žličice sušenog bosiljka

¼ žličice mljevenog bijelog papra

½ šalice maslinovog ulja

½ šalice balzamičnog octa

metoda

Zakuhajte veliki lonac lagano posoljene vode. Prebacite u veliku zdjelu i dodajte špinat, fetu, luk, pinjole, bosiljak i bijeli papar. Dodajte orzo i kuhajte 8 do 10 minuta, ocijedite i isperite hladnom vodom. Prelijte maslinovim uljem i balzamičnim octom. Ohladite i poslužite hladno.

Uživati!

Salata od jagoda, kivija i špinata

Sastojci:

2 žlice. ocat od maline

2 ½ žlice Marmelada od malina

1/3 šalice biljnog ulja

8 šalica špinata, opranog i narezanog na male komadiće

½ šalice nasjeckanih oraha

8 jagoda narezanih na četvrtine

2 kivija oguljena i narezana

metoda

Pomiješajte sve sastojke u zdjelu i dobro promiješajte. Poslužite odmah.

Uživati!

Salata od špinata i nara

Sastojci:

1 vrećica lišća mladog špinata od 10 unci, ispranih i ocijeđenih

1/4 crvenog luka, vrlo tanko nasjeckanog

1/2 šalice komadića oraha

1/2 šalice izmrvljenog feta sira

1/4 šalice klica lucerne, po želji

1 šipak, oguljen i bez sjemenki

4 žlice balzamičnog octa

metoda

Stavite špinat u zdjelu za salatu. Na vrh stavite crveni luk, orahe, fetu i klice. Po vrhu pospite sjemenke nara i pokapajte vinaigretteom.

Uživati!

Salata od špinata s preljevom od želea od paprike

Sastojci:

3 žlice blagog želea od papra

2 žlice. Maslinovo ulje

1/8 žličice soli

2 šalice mladog lišća špinata

2 unce narezanog kozjeg sira

1/8 žličice Dijon senfa

metoda

Pomiješajte sve sastojke u zdjelu i dobro promiješajte. Poslužite odmah.

Uživati!

Super jednostavna salata od špinata i crvene paprike

Sastojci:

¼ šalice maslinovog ulja

Pakiranje od 6 unci mladog špinata

½ šalice ribanog parmezana

¼ šalice rižinog octa

1 crvena paprika nasjeckana

metoda

Pomiješajte sve sastojke u zdjelu i dobro promiješajte. Poslužite odmah.

Uživati!

Salata od špinata, lubenice i mente

Sastojci:

1 velika žlica. Makovo sjeme

¼ šalice bijelog šećera vrećica od 10 unci listova mladog špinata

1 šalica jabučnog octa

¼ šalice Worcestershire umaka

½ šalice biljnog ulja

1 velika žlica. sezam

2 šalice lubenice bez sjemenki narezane na kockice

1 šalica sitno nasjeckanih listova metvice

1 manji crveni luk sitno narezan

1 šalica nasjeckanih prženih oraha

metoda

Pomiješajte sve sastojke u zdjelu i dobro promiješajte. Poslužite odmah.

Uživati!

Fina salata od nara

Sastojci:

10 unci limenke mandarine, ocijeđene

10 unci mladog lišća špinata

10 unci listova rikule

1 šipak, oguljen i odvojen od sjemenki

½ sitno narezanog crvenog luka

metoda

Pomiješajte sve sastojke u zdjelu i dobro promiješajte. Poslužite odmah.

Uživati!

Hrskava salata od jabuka i badema

Sastojci:

Pakiranje od 10 unci miješane zelene salate

½ šalice nasjeckanih badema

½ šalice izmrvljenog feta sira

1 šalica pite od jabuka, nasjeckanih i očišćenih od jezgre

¼ šalice narezanog crvenog luka

¼ šalice zlatnih grožđica

1 šalica vinaigrette preljeva za salatu od malina

metoda

Pomiješajte sve sastojke u zdjelu i dobro promiješajte. Poslužite odmah.

Uživati!

Užitak od mandarine, gorgonzole i badema

Sastojci:

½ šalice blanširanih narezanih badema, suho pečenih

1 šalica gorgonzola sira

2 žlice. crni vinski ocat

11 unci mandarina, sok sačuvan

2 žlice. Biljno ulje

12 unci miješane zelene salate

metoda

Pomiješajte sve sastojke u zdjelu i dobro promiješajte. Poslužite odmah.

Uživati!

Tostirana salata od romaine i naranče

Sastojci:

½ šalice soka od naranče

1 velika glavica zelene salate, natrgana, oprana i osušena

3 limenke mandarina

½ šalice nasjeckanih badema

3 žlice maslinovog ulja

2 žlice. crni vinski ocat

½ žličice crnog papra

¼ žličice soli

metoda

Pomiješajte sve sastojke u zdjelu i dobro promiješajte. Poslužite odmah.

Uživati!

salata koja izaziva ovisnost

Sastojci:

1 šalica majoneze

½ šalice svježe naribanog sira

½ šalice naribane mrkve

¼ šalice svježeg sira - naribanog parmezana

2 žlice. bijeli šećer

Pakiranje od 10 unci mješavine proljetne zelene salate

½ šalice malih cvjetova cvjetače

½ šalice slanine

metoda

U maloj posudi pomiješajte 1/4 šalice parmezana i šećer, majonezu dok se dobro ne sjedine. Pokrijte ga i ostavite da se hladi preko noći. Pomiješajte zelenu salatu, komadiće slanine, 1/2 šalice mrkve, parmezan i cvjetaču u velikoj zdjeli za posluživanje. Prelijte ohlađenim preljevom neposredno prije posluživanja.

Uživati!

Kelj salata sa narom, suncokretovim sjemenkama i narezanim bademima

Sastojci:

½ funte kelja

1 ½ šalice sjemenki nara

5 žlica balzamičnog octa

3 žlice ekstra djevičanskog maslinovog ulja

2 žlice. Sjemenke suncokreta

1/3 šalice narezanih badema

5 žlica rižinog octa začinjenog crvenom paprikom

Posolite po ukusu

metoda

Kelj operite i otresite višak vode. Listove nasjeckajte dok ne postanu fini, ali još uvijek malo lisnati. Narezane bademe, nasjeckani kelj, sjemenke nara i suncokretove sjemenke pomiješajte u velikoj zdjeli; promiješajte da se sjedini. Uklonite središnja rebra i stabljike. Mješavina maslinovog ulja, rižinog octa i balzamičnog octa pokapa se preko smjese kelja i promiješa. Posolite za posluživanje.

Uživati!

Salata od nara i fete s limunom Dijon Vinaigrette

Sastojci:

Pakiranje od 10 unci miješanog povrća za bebe

Pakiranje od 8 unci mrvljenog feta sira

1 limun naribati i iscijediti

1 žličica Dijon senfa

1 šipak, oguljen i odvojen od sjemenki

3 žlice crvenog vinskog octa

3 žlice ekstra djevičanskog maslinovog ulja

sol i papar po ukusu

metoda

Zelena salata, feta i sjemenke nara se stave u veliku zdjelu za miješanje. Zatim se limunov sok i korica, ocat, senf, sol, maslinovo ulje i papar zajedno pomiješaju u zasebnoj velikoj zdjeli. Smjesa se prelije preko salate i baci na premaz. Sada odmah poslužite za kopanje.

Uživati!

Salata od rikule, komorača i naranče

Sastojci:

½ žličice crnog papra

¼ šalice maslinovog ulja

1 vezica rikule

1 velika žlica. dragi

1 velika žlica. Sok od limuna

½ žličice soli

2 naranče oguljene i izrezane na segmente

1 tanko narezana lukovica komorača

2 žlice. Narezane crne masline

metoda

Pomiješajte sve sastojke u velikoj zdjeli i dobro promiješajte. Poslužite odmah. Uživati!

Salata od avokada, lubenice i špinata

Sastojci:

2 velika avokada, oguljena, bez koštica i narezana na kockice

4 šalice kockice lubenice

4 šalice listova špinata

1 šalica vinaigrette preljeva za salatu od balzama

metoda

Pomiješajte sve sastojke u velikoj zdjeli i dobro promiješajte. Poslužite hladno.

Uživati!

Salata od avokada, kelja i kvinoje

Sastojci

2/3 šalice kvinoje

1 vezica kelja narezana na sitne komadiće

½ avokada, oguljenog i narezanog na kockice

1/3 šalice nasjeckane crvene paprike

½ šalice krastavca, narezanog na male kockice

2 žlice. Sitno nasjeckan crveni luk

1 1/3 šalice vode

1 velika žlica. izmrvljeni feta sir

Za preljev

¼ šalice maslinovog ulja 2 žlice. Sok od limuna

1 ½ žlica Dijon senf

¾ žličice morske soli

¼ žličice svježe mljevenog crnog papra

metoda

Dodajte kvinoju i vodu u lonac. Stavite kuhati. Smanjite vatru i kuhajte 15 do 20 minuta. Ostavite ga sa strane. Kelj kuhajte na pari 45 sekundi.

Pomiješajte sve sastojke za začine u zdjeli. Pomiješajte kelj, kvinoju, avokado i ostalo te prelijte preljevom za salatu.

Uživati!

Salata od tikvica sa posebnim dresingom

Sastojci

6 manjih tikvica, tanko narezanih

½ šalice nasjeckane zelene paprike

½ šalice luka, nasjeckanog

½ šalice celera, narezanog na kockice

1 staklenka paprike, ocijeđene i narezane na kockice

2/3 šalice octa

3 žlice bijelog vinskog octa

1/3 šalice biljnog ulja

½ šalice šećera

½ žličice papra

½ žličice soli

metoda

Pomiješajte sve povrće u srednjoj zdjeli i ostavite sa strane. Sve ostale sastojke pomiješajte u staklenku s čvrstim poklopcem. Smjesu snažno protresite i prelijte preko povrća. Povrće pažljivo izmiješajte. Pokrijte i ostavite u hladnjaku preko noći ili minimalno 8 sati. Poslužuje se hladno.

Uživati!

Salata od povrća i slanine

Sastojci

3 šalice nasjeckane brokule

3 šalice nasjeckane cvjetače

3 šalice nasjeckanog celera

6 kriški slanine

1 ½ šalice majoneze

¼ šalice parmezana

1 paket smrznutog graška, odmrznutog

1 šalica zaslađenih suhih brusnica

1 šalica španjolskog kikirikija

2 žlice. prugasti luk

1 velika žlica. Bijeli vinski ocat

1 žličica soli

¼ šalice bijelog šećera

metoda

Pecite slaninu u velikoj, dubokoj tavi dok lagano ne porumeni. Stavite na tanjur i izmrvite. U velikoj zdjeli pomiješajte brokulu, cvjetaču, grašak, brusnice i celer. U drugoj zdjeli pomiješajte sir, majonezu, luk, šećer, ocat i sol. Smjesu prelijte preko povrća. Dodajte orahe, pancetu i dobro promiješajte. Poslužite odmah ili hladno.

Uživati!

Hrskava salata od krastavaca

Sastojci

2 četvrtine manjih krastavaca, narezanih s korom

2 glavice luka narezane na tanke ploške

1 šalica octa

1 ¼ šalice šećera

1 velika žlica. Sol

metoda

Pomiješajte luk, krastavac i sol u zdjeli i ostavite da se namače 3 sata. Uzmite lonac i dodajte ocat te zagrijte. Dodajte šećer i smjesu neprestano miješajte dok se šećer ne otopi. Izvadite krastavac iz natopljene smjese i ocijedite svu suvišnu tekućinu. Dodajte krastavac u smjesu octa i promiješajte. Smjesu stavite u plastične vrećice za zamrzavanje ili posudu. Zamrzni ga. Odmrznite i poslužite hladno.

Uživati!

Šarena salata od povrća i sira

Sastojci

1/3 šalice crvene ili zelene paprike, narezane na kockice

1 šalica celera, narezanog na kockice

1 paket smrznutog graška

3 slatka kornišona sitno nasjeckana

6 salata

2/3 šalice majoneze šalice cheddar sira, narezanog na kockice

svježe mljeveni papar

Posolite po ukusu

metoda

Uzmi veliku zdjelu. Pomiješajte majonezu, papar i sol. U smjesu dodajte crvenu ili zelenu papriku, kornišone, celer i grašak. Sve sastojke dobro sjediniti. U smjesu dodajte sir. Pustite da se ohladi 1 sat. Na tanjur za salatu posložite listove zelene salate i smjesu naslagajte na listove.

Uživati!

kremasta salata od krastavaca

Sastojci

9 šalica krastavaca, oguljenih i tanko narezanih,

8 glavica mladog luka, sitno nasjeckanog

¼ žličice luka soli

¼ žličice soli češnjaka

½ šalice jogurta

½ šalice nemasne majoneze

¼ žličice papra

2 kapi umaka od ljutih papričica

¼ šalice evaporiranog mlijeka

¼ šalice jabukovače octa

¼ šalice) šećera

metoda

Uzmi veliku zdjelu. Stavite krastavac, mladi luk, sol od luka, sol od češnjaka i jogurt u zdjelu i dobro promiješajte. Pomiješajte majonezu, papar, umak od papra, mlijeko, ocat, šećer i oblikujte glatku smjesu. Rasporedite preljev preko smjese krastavaca. Dobro promiješajte da sve povrće bude prekriveno preljevom. Ohladite salatu 4 sata u hladnjaku. Poslužite ga hladnog.

Uživati!

Salata od slanine i brokule

Sastojci

1 glavica brokule narezana na sitne komadiće

10 kriški slanine

¼ šalice sitno nasjeckanog crvenog luka

½ šalice grožđica

3 žlice bijelog vinskog octa

1 šalica majoneze

1 šalica suncokretovih sjemenki

2 žlice. bijeli šećer

metoda

Uzmite veliku tavu. Pecite slaninu dok ravnomjerno ne porumeni. Izmrvite i ostavite sa strane. Stavite brokulu, grožđice i luk u zdjelu i pomiješajte smjesu. Uzmite malu zdjelu i pomiješajte majonezu, ocat i šećer. Prebacite u smjesu brokule i promiješajte. Stavite u hladnjak na dva sata. Prije posluživanja dodajte slaninu i sjemenke suncokreta.

Uživati!

Kukuruzni kruh i salata od povrća

Sastojci

1 šalica kukuruznog kruha, izmrvljenog

1 limenka kukuruza s cijelim zrnom, ocijeđen

½ šalice nasjeckanog luka

½ šalice nasjeckanog krastavca

½ šalice nasjeckane brokule

½ šalice svake zelene paprike i slatke crvene paprike, sitno nasjeckane

½ šalice rajčice bez sjemenki, nasjeckane

½ šalice papra u zrnu

Ranch preljev za salatu

Posolite i popaprite po ukusu

Listovi zelene salate

metoda

Uzmi veliku zdjelu. Dodajte kukuruzni kruh i povrće. Promiješajte smjesu. Preko smjese pospite preljev za salatu. Posolite i popaprite po želji. Baci ga natrag. Pokrijte smjesu i ostavite u hladnjaku minimalno 4 sata. Salatu stavite na listove zelene salate i poslužite.

Uživati!

Salata od graha i povrća

Sastojci

2 konzerve kukuruza u cijelom zrnu, ocijeđenog

1 konzerva crnog graha, ispranog i ocijeđenog

8 glavica mladog luka, sitno nasjeckanog

2 jalapeno paprike, očišćene od sjemenki i sitno nasjeckane

1 zelena paprika, tanko narezana

1 avokado, oguljen i narezan na kockice

1 staklenka paprika

3 rajčice, narezane na ploške

1/2 šalice talijanskog preljeva za salatu

1/2 žličice soli češnjaka

1 šalica nasjeckanog korijandera

sok od 1 limete

metoda

Pomiješajte crni grah i kukuruz u velikoj zdjeli. Dodajte mladi luk, papriku, jalapeno papriku, papriku, avokado i rajčice te promiješajte smjesu. Preko smjese dodajte cilantro, limunov sok i talijanski preljev. Dodajte češnjak sol za začin. baci ga dobro Poslužite ga hladnog.

Uživati!

Salata od kukuruza i maslina

Sastojci

1 paket smrznutog kukuruza

3 tvrdo kuhana jaja

½ šalice majoneze

1/3 šalice maslina punjenih pimientom

2 žlice. vlasac, nasjeckan

½ žličice čilija u prahu

¼ žličice mljevenog kumina

1/8 žličice soli

metoda

Pomiješajte kukuruz, narezana jaja i masline u velikoj zdjeli. Pomiješajte majonezu i ostale sastojke za začine u srednjoj posudi. Dodajte majonezu u smjesu kukuruza. Dobro promiješajte tako da sve povrće i kukuruz budu prekriveni majonezom. Poklopiti zdjelu. Stavite u hladnjak na 2 sata. Poslužite hladno.

Uživati!

salata od kukuruza

Sastojci

6 škembića oljuštenih, opranih i ocijeđenih

3 velike rajčice

1 luk, narezan na tanke ploške

¼ šalice nasjeckanog bosiljka

2 žlice. bijeli ocat

¼ šalice maslinovog ulja

Posolite i popaprite po ukusu

metoda

Tripice skuhajte u loncu s kipućom vodom, ocijedite i ostavite da se ohlade. Izrežite jezgre iz klipa. Uzmite veliku zdjelu za salatu. Pomiješajte kukuruz, bosiljak, luk, rajčice, ocat, sol i papar te ulje. baci ga dobro Poslužuje se hladno.

Uživati!

Svježa mađarska salata

Sastojci

1 pakiranje smrznute mješavine povrća, odmrznuto

1 šalica cvjetače

1/2 šalice narezanog mladog luka

1/2 šalice narezanih maslina punjenih pimientom

1/4 šalice uljane repice

3 žlice bijelog octa

1/4 žličice papra

1 žličica soli češnjaka

metoda

Pomiješajte smrznuto povrće, cvjetaču, luk i masline u velikoj zdjeli.

Pomiješajte ulje, češnjak, sol, ocat i papar. Prelijte preljev za salatu preko mješavine povrća. baci ga dobro Stavite u hladnjak na 2 sata prije posluživanja. Poslužite u lijepoj zdjelici.

Uživati!

Savršena kombinacija rajčice, krastavca i luka.

Sastojci

2 velika krastavca, prepolovljena i očišćena od sjemenki

1/3 šalice crvenog vinskog octa

1 velika žlica. bijeli šećer

1 žličica soli

3 velike nasjeckane rajčice

2/3 šalice krupno nasjeckanog crvenog luka

metoda

Pomiješajte sve sastojke i ostavite u hladnjaku preko noći. Poslužite hladno.

Uživati!

Klasična salata od krastavaca

Sastojci

2 velika krastavca, oguljena i narezana na ploške

1 veliki slatki luk, narezan na ploške

2 žličice soli

¼ šalice nasjeckane mrkve

1/3 šalice octa

1 žličica mljevenog đumbira

5 žličica bijelog šećera

¼ žličice krupnog crnog papra

metoda

Pomiješajte sve sastojke i marinirajte krastavac u hladnjaku preko noći.

Poslužite hladno.

Uživati!

Salata od rajčica s preljevom od višanja

Sastojci

4 šalice prepolovljenih cherry rajčica

¼ šalice biljnog ulja

3 žlice jabukovače octa

1 žličica suhe

1 žličica sušenog bosiljka

1 žličica sušenog origana

½ žličice soli

1 žličica bijelog šećera

metoda

Sve sastojke sjediniti u zdjelu i ostaviti sa strane da paradajz malo omekša.

Dobro promiješajte i odmah poslužite.

Uživati!

salata od šparoga

Sastojci

1 ½ funte šparoga, obrezanih i narezanih na komade od 2 inča

1 velika žlica. Rižin ocat

1 žličica crvenog vinskog octa

1 žličica soja umaka

1 žličica bijelog šećera

1 žličica Dijon senfa

2 žlice. Ulje od kikirikija

1 velika žlica. sezamovo ulje

1 velika žlica. sezam

metoda

Stavite rižin ocat, sojin umak, ocat od crnog vina, šećer i senf u poklopljenu staklenku i dobro promiješajte. Dodajte ulje od kikirikija i sezamovo ulje polako, neprestano miješajući dok ne postane glatko. Ostavite ga sa strane. Šparoge skuhajte u kipućoj vodi i ocijedite. Stavite šparoge u veliku zdjelu. Pospite ih preljevom za salatu. Pospite susamom i promiješajte. Poslužite odmah.

Uživati!

Salata od tjestenine i Black-eyed Peas

Sastojci

6 unci male tjestenine od školjki kuhane i ocijeđene

1 konzerva crnog graška, isprana i ocijeđena

1 šalica narezanog mladog luka

¾ šalice oguljenog i na kockice narezanog krastavca

¾ šalice rajčice narezane na kockice

¾ šalice zelene paprike narezane na kockice

1 mala jalapeno papričica, sitno nasjeckana

Za preljev:

3 žlice uljane repice

¼ šalice crvenog vinskog octa

1 žličica sušenog bosiljka

1 žličica ljutog umaka

1 žličica čilija u prahu

1 žličica šećera

½ žličice začinjene soli

metoda

Pomiješajte tjesteninu, grašak, zeleni luk, krastavac, rajčicu, zelenu papriku i jalapeno papriku u zdjeli. Pomiješajte preljev i posolite ga. Pospite preljev preko mješavine povrća. baci ga dobro Poslužuje se hladno.

Uživati!

Salata od špinata i cikle

Sastojci

½ funte mladog špinata, opranog i osušenog

1 šalica krupno nasjeckanih oraha

2 ½ žlice bijeli šećer

1/3 konzerve ukiseljene cikle

¼ šalice jabukovače octa

½ žličice češnjaka u prahu

1 žličica granula od pilećeg temeljca

4 unce kozjeg sira, zdrobljenog

½ žličice crnog papra

½ žličice soli

¼ šalice biljnog ulja

metoda

Karamelizirajte orahe u loncu zagrijavajući ih zajedno s malo šećera na jakoj vatri. U sjeckalici izmiješajte ciklu s jabučnim octom, češnjakom u prahu, zrncima bujona, solju, preostalim šećerom i paprom. Ulijte ulje i ponovno miksajte dok ne postane glatko. Sjediniti pošećerene orahe i špinat i posuti po preljevu. Pospite sirom i odmah poslužite.

Uživati!

Salata od krumpira s acetom balsamicom

Sastojci

10 crvenih krumpira, kuhanih i narezanih na kockice

1 luk, narezan na tanke ploške

1 konzerva srca artičoke narezanih na četvrtine

½ šalice pečene pa na kockice narezane crvene paprike

1 konzerva crnih maslina

½ šalice balzamičnog octa

1 žličica sušenog origana

1 žličica sušenog bosiljka

½ žličice senfa u prahu

3 žličice maslinovog ulja

2 žlice. Svježi peršin

metoda

Sve sastojke pomiješajte u zdjeli i dobro promiješajte tako da svi sastojci budu prekriveni octom. Stavite u hladnjak na 2-4 sata. Poslužite hladno.

Uživati!

Marinirana salata od rajčice

Sastojci

3 rajčice

2 žlice. Nasjeckani luk

1 velika žlica. svježi bosiljak

1 velika žlica. Svježi peršin

½ režnja češnjaka

1/3 šalice maslinovog ulja

1/4 šalice crvenog vinskog octa

1/4 žličice papra

Posolite po ukusu

metoda

Uzmite lijepi veliki tanjur i na njega stavite rajčice. Uzmite poklopljenu staklenku i dodajte ocat, maslinovo ulje, bosiljak, peršin, mljeveni češnjak i papar te snažno protresite da se svi sastojci dobro sjedine. Začinite smjesu prstohvatom soli ili po ukusu. Smjesu prelijte preko rajčica. Dobro pokrijte i ostavite u hladnjaku preko noći ili minimalno 4 sata. Poslužuje se hladno.

Uživati!

Ukusna salata od brokule

Sastojci

1 ½ funte svježe brokule, narezane na cvjetiće

3 češnja češnjaka

2 žlice. Sok od limuna

2 žlice. Rižin ocat

½ žličice Dijon senfa

Crvena paprika u listićima po ukusu

1/3 šalice maslinovog ulja

Sol i svježe mljeveni crni papar po ukusu

metoda

Dodajte malo vode u tavu i dodajte malo soli. Zakuhajte i dodajte cvjetiće.

Kuhajte oko 5 minuta i ocijedite. U manju zdjelu dodajte češnjak, ocat,

limunov sok, senf, ulje i ljuskice crvene paprike i snažno promiješajte.

Začinite solju i paprom. Prelijte ga preko brokule i dobro promiješajte.

Ostavite na sobnoj temperaturi 10 minuta, a zatim u hladnjaku 1 sat.

Poslužite ga hladnog.

Uživati!

Salata od kukuruza s talijanskim preljevom

Sastojci

1 konzerva kukuruza od cjelovitog zrna

1 šalica svježe rajčice, sitno nasjeckane

1 šalica krastavaca, oguljenih i nasjeckanih

½ šalice nasjeckanog celera

½ šalice slatke zelene ili crvene paprike

2 zelena luka

½ šalice talijanskog preljeva za salatu

metoda

Stavite kukuruz u zdjelu i dodajte jedno po jedno povrće. baci ga dobro Ulijte talijanski preljev za salatu u boci i ponovno promiješajte. Pokrijte i stavite u hladnjak na nekoliko sati. Poslužite hladno.

Uživati!

Salata od šparoga i paprike

Sastojci

1 ½ svježih šparoga odrežite krajeve i narežite na male komadiće

2 žute paprike babure, očišćene od sjemenki i narezane na ploške

¼ šalice narezanih prženih badema

1 glavica crvenog luka

3 žlice Dijon senfa ¼ šalice maslinovog ulja ½ šalice parmezana 3 režnja češnjaka, mljevena

2 žličice soka od limete 2 žličice. Šećer 1 žličica. ljuti umak mješavina začina za salatu po ukusu

metoda

Uzmite lim za pečenje i stavite šparoge i papriku u jedan sloj. Povrće poprskati maslinovim uljem. Postavite 400 stupnjeva F ili 200 stupnjeva C i zagrijte pećnicu. Stavite na lim za pečenje i pecite 8-10 minuta. Okrenite povrće s vremena na vrijeme. Ohladite i prebacite povrće u veliku zdjelu. Dodajte sir, luk, pržene bademe. Ostatak maslinovog ulja, suhi senf, šećer, ljuti umak, limunov sok i začin za salatu pjenasto izmiješajte. Pospite preko povrća i promiješajte. Poslužite odmah.

Uživati!

Salata od rajčice i bosiljka

Sastojci

3 šalice kuhane riže

1 krastavac, bez sjemenki i na kockice

1 glavica crvenog luka

2 rajčice

2 žlice. Maslinovo ulje

2 žlice. jabukovača ocat

1 žličica svježeg bosiljka

¼ žličice papra

½ žličice soli

metoda

Uzmite veliku zdjelu i stavite rižu, krastavce, luk, rajčice i promiješajte. U poklopljenoj posudi pomiješajte maslinovo ulje, jabučni ocat, bosiljak i snažno promiješajte. Posoliti i popapriti po ukusu. Pospite po smjesi riže i dobro promiješajte. Ostavite u hladnjaku nekoliko sati prije posluživanja.

Uživati!

šarena vrtna salata

Sastojci

5 žlica crvenog vinskog octa

3 žlice ulja sjemenki grožđa

1/3 šalice nasjeckanog svježeg cilantra

2 limuna

1 žličica bijelog šećera 2 mljevena češnja češnjaka

1 paket smrznutih oljuštenih zelenih zrna soje

1 konzerva crnog graha

3 šalice smrznutih zrna kukuruza

1 pola litre cherry rajčica narezanih na četvrtine

4 sitno narezana mladog luka

¾ žličice soli

metoda

Umutite ocat, ulje, limunov sok, cilantro, češnjak, šećer i sol u pokrivenoj staklenci ili velikoj zdjeli da dobijete glatku smjesu. Ostavite ga sa strane. Skuhajte soju dok ne omekša. Kuhajte kukuruz 1 minutu. Soju i kukuruz ocijedite od vode i prebacite u veliku zdjelu. Dodajte preljev. Lagano promiješajte. U smjesu dodajte rajčice, luk i promiješajte. Pokrijte smjesu. Hladiti 2 do 4 sata. Poslužite hladno.

Uživati!

Salata od gljiva

Sastojci

1 funta svježih gljiva

1 glavica luka, tanko narezana i odvojena na kolutove

sitno nasjeckane slatke crvene paprike, šaka

2/3 šalice octa od estragona

½ šalice uljane repice

1 velika žlica. Šećer

1 mljeveni češanj češnjaka

Malo umaka od ljutih papričica

1 ½ žličica Sol

2 žlice. Voda

metoda

Dodajte sve povrće i ostale sastojke u veliku zdjelu, osim crvene paprike, gljiva i luka. Dobro ih izmiješajte. Dodajte gljive i luk u smjesu i lagano miješajte dok se svi sastojci ne sjedine. Pokrijte zdjelu i stavite u hladnjak preko noći ili 8 sati. Prije posluživanja salatu pospite crvenom paprikom.

Uživati!

Salata od kvinoje, mente i rajčice

Sastojci

1 ¼ šalice kvinoje 1/3 šalice grožđica 2 rajčice 1 glavica luka, sitno nasjeckana

10 rotkvica ½ krastavac, 1/2, narezan na kockice

2 žlice. Lagano prepečeni narezani bademi

¼ šalice nasjeckane svježe metvice

2 žlice. sitno nasjeckanog svježeg peršina

1 žličica mljevenog kumina ¼ šalice soka od limete 2 žlice. Sezamovo ulje 2 ½ šalice vode Sol po ukusu

metoda

Uzmite lonac i dodajte vodu i prstohvat soli. Zakuhajte i dodajte kvinoju i grožđice. Poklopite i pirjajte 12-15 minuta. Maknite s vatre i ostavite da se ohladi. Kvinoju ocijedite i prebacite u zdjelu. U srednjoj zdjeli pomiješajte luk, rotkvicu, krastavac, bademe i rajčice. Lagano promiješajte. Dodajte kvinoju. Začinite začinima, uljem i začinskim biljem. Posoliti po ukusu. Stavite u hladnjak na 2 sata. Poslužite hladno.

Uživati!

Recept za salatu od kiselog kupusa

Sastojci

1 limenka kiselog kupusa dobro oprati i ocijediti

1 šalica naribane mrkve

1 šalica sitno nasjeckane zelene paprike

1 staklenka paprike narezane na kockice i ocijeđene

1 šalica sitno nasjeckanog celera

1 šalica sitno nasjeckanog luka

¾ šalice šećera

½ šalice uljane repice

metoda

Pomiješajte sve sastojke u velikoj zdjeli i dobro promiješajte. Pokrijte zdjelu poklopcem i stavite u hladnjak preko noći ili 8 sati. Poslužite hladno.

Uživati!

Brza salata od krastavaca

Sastojci

4 rajčice, izrezane na 8 klinova

2 velika krastavca dobro ogulite i narežite na tanke ploške

¼ šalice nasjeckanog svježeg cilantra

1 veliki crveni luk, sitno narezan

1 svježa limeta, ocijeđena

Posolite po ukusu

metoda

Stavite narezane krastavce, rajčice, crveni luk i cilantro u veliku zdjelu i dobro promiješajte. Dodajte sok limete u smjesu i lagano promiješajte tako da sve povrće bude obloženo sokom limete. Smjesu posolite. Poslužite odmah ili možete poslužiti nakon što se ohladi.

Uživati!

Kriške rajčice s kremastim preljevom

Sastojci

1 šalica majoneze

½ šalice pola-pola vrhnja

6 rajčica, narezanih na ploške

1 glavica crvenog luka sitno narezana na kolutove

¾ žličice sušenog bosiljka

nekoliko listova zelene salate

metoda

Sjediniti majonezu i vrhnje pola-pola i dobro promiješati. Dodajte polovicu bosiljka. Pokrijte smjesu i ohladite. Uzmite tanjur i obložite ga listovima zelene salate. Posložite kriške rajčice i kolutove luka. Ohlađeni dresing prelijte preko salate. Pospite pa ostatak bosiljka. Poslužite odmah.

Uživati!

Salata od cikle

Sastojci

4 vezice svježe cikle očišćene od peteljki

2 glavice belgijske endivije

2 žlice. Maslinovo ulje

1 funta mješavine proljetne zelene salate

1 velika žlica. Sok od limuna

2 žlice. Bijeli vinski ocat

1 velika žlica. dragi

2 žlice. Dijon senf

1 žličica suhe majčine dušice

½ šalice biljnog ulja

1 šalica izmrvljenog feta sira

sol i papar po ukusu

metoda

Ciklu lagano premažite biljnim uljem. Pecite oko 45 minuta u prethodno zagrijanoj pećnici, na 450 stupnjeva F ili 230 stupnjeva C. Ciklu ogulite i narežite na male kockice. Pomiješajte limunov sok, senf, med, ocat i majčinu dušicu u blenderu i obradite. Postupno dodajte maslinovo ulje dok blender radi. Posoliti i popapriti po ukusu. U zdjelu za salatu stavite proljetnu salatu, dovoljno dressinga i dobro promiješajte. Stavite endivije na tanjur. Slagati zelenu salatu. Nadjenite na kockice cikle i feta sira.

Uživati!

Salata od piletine i špinata

Sastojci

5 šalica kuhane i narezane piletine

2 šalice zelenog grožđa, prerezanog na polovice

1 šalica snježnog graška

2 šalice pakiranog narezanog špinata

2 ½ šalice tanko narezanog celera

7 Oz. kuhana spiralna tjestenina ili laktasti makaroni

1 staklenka mariniranih srca artičoka

½ krastavca

3 zelena luka, narezana na vrhove

veliki listovi špinata, po želji

kriške naranče, po želji

Za preljev:

½ šalice uljane repice

¼ šalice) šećera

2 žlice. Bijeli vinski ocat

1 žličica soli

½ žličice nasjeckanog sušenog luka

1 žličica soka od limuna

2 žlice. nasjeckani svježi peršin

metoda

Pomiješajte piletinu, grašak, špinat, grožđe, celer, srca artičoke, krastavac, zeleni luk i kuhanu tjesteninu u velikoj zdjeli i promiješajte. Pokrijte i stavite u hladnjak na nekoliko sati. Ostale sastojke pomiješajte u posebnoj zdjeli i stavite u hladnjak u zatvorenoj posudi. Preljev pripremite neposredno prije posluživanja salate tako što ćete sve sastojke pomiješati i dobro promiješati. Sastojke pomiješajte i dobro promiješajte te odmah poslužite.

Uživati!

Njemačka salata od krastavaca

Sastojci

2 velika njemačka krastavca, tanko narezana

½ narezanog luka

1 žličica soli

½ šalice kiselog vrhnja

2 žlice. bijeli šećer

2 žlice. bijeli ocat

1 žličica sušenog kopra

1 žličica suhog peršina

1 žličica paprike Metoda

Na tanjur rasporedite krastavce i kolutove luka. Povrće posolite i ostavite sa strane najmanje 30 minuta. Iscijedite višak soka iz krastavaca nakon mariniranja. U zdjeli pomiješajte kiselo vrhnje, ocat, kopar, peršin i kiseli šećer, kopar i peršin. Ovim preljevom premažite kriške krastavaca i luka.

Stavite u hladnjak preko noći ili najmanje 8 sati. Neposredno prije posluživanja salatu pospite paprikom.

Uživati!

Šarena salata od citrusa s jedinstvenim preljevom

Sastojci

1 konzerva mandarina ¼ šalice sitno nasjeckanog svježeg peršina

Listovi zelene salate, po želji

½ oguljenog i izrezanog grejpa

½ manjeg krastavca

1 manja rajčica narezana na ploške

½ manjeg crvenog luka

½ žličice smeđeg šećera

3 žlice francuskog ili talijanskog preljeva za salatu

1 žličica soka od limuna

1 prstohvat sušenog estragona

1 žličica sušenog bosiljka

¼ žličice papra

metoda

Stavite naranče u malu zdjelu nakon što su ocijedile sok i ostavite sa strane. Sačuvajte sok. Uzmite malu zdjelu i dodajte peršin, bosiljak, estragon, preljev za salatu, sok od limuna, sok od naranče, smeđi šećer i papar. Tucite smjesu dok ne postane glatka. Posložite listove zelene salate na tanjur. Slažite voće jedno po jedno. Dresing prelijte preko voća i poslužite.

Uživati!

Salata od krumpira, mrkve i cikle

Sastojci

2 cikle kuhane i narezane

4 manja krumpira skuhana i narezana na kockice

2 manje mrkve skuhane i narezane na ploške

3 zelena luka, nasjeckana

3 manja kornišona narezana na kockice

¼ šalice biljnog ulja

2 žlice. ocat od šampanjca

Posolite po ukusu

metoda

Pomiješajte sve sastojke i dobro promiješajte da se okusi prožmu. Ohladite nekoliko sati i poslužite hladno.

Uživati!

Satay salata od piletine Zdravi Sammies

Sastojci

1 ½ tjelesne težine peradi u tankim komadima razne hrane, kotleti

2 žlice. biljno ulje

Planiranje roštilja, preporučeno: McCormick's BBQ roštilj Mates Montreal

Začini za jelo ili sirovi natrij i papar

3 zaobljene žlice. veliki maslac od kikirikija

3 žlice začina crne soje

1/4 šalice voćnog soka

2 žličice ljutih začina

1 limun

1/4 krastavca bez sjemenki narezati na štapiće

1 šalica mrkve narezane na male komadiće

2 šalice nasjeckanih listova zelene salate

4 hrskava peciva, keisera ili talkera, podijeljena

metoda

Zagrijte BBQ grill tavu ili veliki neprijanjajući paket. Premažite perad uljem i planirajte je peći na roštilju i pecite 3 minute po strani u 2 serije.

Stavite maslac od kikirikija u posudu prikladnu za mikrovalnu pećnicu i omekšajte u mikrovalnoj pećnici na visokoj temperaturi oko 20 sekundi. U maslac od kikirikija umiješajte soju, voćni sok, ljute začine i sok od limuna. Pospite perad satay začinima. Pomiješajte svježe narezano povrće. Stavite 1/4 svježeg povrća na sendvič kruh i na vrh stavite 1/4 Satay mješavine peradi. Pričvrstite vrhove mašni i ponudite ih ili zamotajte za putovanja.

Uživati!

Kleopatrina pileća salata

Sastojci

1 ½ pileća prsa

2 žlice. ekstra djevičansko maslinovo ulje

1/4 žličice zgnječenih crvenih pahuljica

4 zgnječena češnja češnjaka

1/2 šalice suhog bijelog vina

1/2 naranče, ocijeđene

Šaka narezanog pljosnatog peršina

krupni natrij i crni papar

metoda

Zagrijte veliki neprijanjajući paket na ploči štednjaka. Dodajte ekstra djevičansko maslinovo ulje i zagrijte. Dodajte zgnječenu jabuku, zgnječene režnjeve češnjaka i pileća prsa. Pirjajte pileća prsa dok dobro ne porumene sa svih strana, oko 5 do 6 minuta. Pustite da se tekućina i mekinje kuhaju još oko 3 do 4 minute, a zatim maknite posudu s vatre. Ptice prelijte svježe iscijeđenim sokom od limuna i poslužite s dodatkom peršina i soli po ukusu. Poslužite odmah.

Uživati!

Tajlandsko-vijetnamska salata

Sastojci

3 nasjeckane latinske salate

2 šalice svježih presadnica povrća, bilo koje vrste

1 šalica vrlo savršeno narezanog daikona ili crvenih rotkvica

2 šalice graška

8 mladog luka narezanog na kockice

½ krastavca bez sjemenki, prepolovljenog po dužini

1 pola litre žutih ili crvenih rajčica

1 glavica crvenog luka, narezana na četvrtine i savršeno narezana

1 odabir izvrsnih svježih rezultata, obrezan

1 Odabir svježeg bosiljka, podrezanog

2 pakiranja od 2 unce narezanih oraha, pronađena u prolazu za pečenje

8 komada tosta od badema ili tosta od anisa, izrezanih na komade od 1 inča

1/4 šalice tamari crnog soja umaka

2 žlice. biljno ulje

4 do 8 tanko izrezanih kotleta peradi, ovisno o veličini

Sol i svježe mljeveni crni papar

1 funta mahi mahija

1 zrela limeta

metoda

Pomiješajte sve sastojke u velikoj zdjeli za miješanje i poslužite ohlađeno.

Uživati!

Božićna Cobb salata

Sastojci

Neljepljivi sprej za pripremu hrane

2 žlice. sirup od oraha

2 žlice. smeđi šećer

2 žlice. jabukovača

1 funta obroka šunke, potpuno gotova, narezana na velike kockice

Kuhano žito od ½ funte leptir kravate

3 žlice narezanih dragocjenih kornišona

bibb zelena salata

½ šalice narezanog crvenog luka

1 šalica gaude narezane na kockice

3 žlice narezanog svježeg peršinovog lišća

Vinaigrette, slijedeća formula

Organski marinirani grah:

1 funta graška, zašiljen, izrezan na trećine

1 žličica narezanog češnjaka

1 žličica crvenih boost pahuljica

2 žličice ekstra djevičanskog maslinovog ulja

1 žličica bijelog octa

Prstohvat soli

Crni papar

metoda

Prethodno zagrijte štednjak na 350 stupnjeva F. Nanesite neljepljivi sprej za kuhanje na posudu za pečenje. U srednjoj posudi pomiješajte sirup od oraha, smeđu glukozu i jabukovaču. Dodajte šunku i dobro promiješajte. Žlicom stavljajte smjesu šunke u posudu za pečenje i pecite dok se ne zagrije i šunka ne dobije boju, otprilike 20 do 25 minuta. Izvadite iz pećnice i ostavite sa strane.

Dodajte žitarice, kornišone i peršin u tanjur s vinaigretteom i promiješajte da pokrije. Na veliki tanjur za ponudu stavite zelenu salatu Bibb i dodajte žitarice. Preko zrna u redovima posložite crveni luk, gaudu, marinirani grašak i gotovu šunku. Pohađati.

Uživati!

zelena krumpir salata

Sastojci

7 do 8 glavica mladog luka, očišćenih, posušenih i narezanih na kockice, zelene i bijele dijelove

1 manji komad vlasca, narezan na ploške

1 žličica košer soli

svježe mljeveni bijeli papar

2 žlice. voda

8 žlica ekstra djevičanskog maslinovog ulja

2 bw opranog crvenog celera

3 lista lovora

6 žlica crnog octa

2 ljutike, oguljene, uzdužno narezane na četvrtine i tanko narezane

2 žlice. blagi dijon senf

1 velika žlica. narezane kapare

1 žličica tekućine od kapara

1 manja vezica estragona nasjeckanog

metoda

U blenderu izmiksajte mladi luk i mladi luk. Posolite po ukusu. Dodajte vodu i izmiksajte. Ulijte 5 žlica. ekstra djevičanskog maslinovog ulja polako kroz vrh miksera i miješajte dok ne postane glatko. Zakuhajte celer u loncu s vodom i smanjite vatru te pustite da lagano kuha. Vodu posolite i dodajte lovorov list. Pirjajte celer dok ne omekša kada ga probodete vrhom oštrice, oko 20 minuta.

U posudi dovoljno velikoj da u nju stane celer pomiješajte crni ocat, ljutiku, senf, kapare i estragon. Dodajte preostalo ekstra djevičansko maslinovo ulje. Ocijedite celer i bacite lovorov list.

Stavite celer na tanjur i pažljivo ga zgnječite vrhovima vilice. Pažljivo začinite boostom i natrijem i dobro promiješajte. Završite dodavanjem mješavine vlasca i ekstra djevičanskog maslinovog ulja. Dobro promiješajte. Držite toplo na 70 stupnjeva do posluživanja.

Uživati!

salata od zagorjelog kukuruza

Sastojci

3 klipa kukuruza šećerca

1/2 šalice narezanog luka

1/2 šalice narezane paprike

1/2 šalice narezanih rajčica

Posolite po ukusu

Za preljev za salatu

2 žlice. Maslinovo ulje

2 žlice. Sok od limuna

2 žličice čilija u prahu

metoda

Klasje treba peći na žaru na srednjoj vatri dok malo ne pougljeni. Nakon pečenja iz klasja se uz pomoć noža vade zrna. Sada uzmite zdjelu i pomiješajte žitarice, nasjeckani luk, papriku i rajčice sa soli, a zatim ostavite zdjelu sa strane. Sada pripremite preljev za salatu tako da pomiješate maslinovo ulje, limunov sok i čili u prahu, a zatim ga ohladite. Prije posluživanja salatu prelijte dressingom, pa poslužite.

Uživati!

Salata od kupusa i grožđa

Sastojci

2 kupusa izrendati

2 šalice zelenog grožđa prerezanog na pola

1/2 šalice sitno nasjeckanog cilantra

2 nasjeckana zelena čilija

Maslinovo ulje

2 žlice. Sok od limuna

2 žličice šećera u prahu

sol i papar po ukusu

metoda

Za pripremu preljeva za salatu, stavite maslinovo ulje, limunov sok sa šećerom, soli i paprom u zdjelu i dobro promiješajte te ohladite. Ostatak sastojaka stavite u drugu zdjelu, dobro promiješajte i rezervirajte. Prije posluživanja salatu dodajte ohlađeni preljev za salatu i lagano promiješajte.

Uživati!

salata od citrusa

Sastojci

1 šalica kuhane tjestenine od punog zrna pšenice

1/2 šalice narezane paprike

1/2 šalice mrkve, blanširane i nasjeckane

1 mladi luk, naribani

1/2 šalice naranče, narezane na kriške

1/2 šalice kriški slatke limete

1 šalica klica graha

1 šalica skute, niske masnoće

2-3 žlice listića metvice

1 žličica senfa u prahu

2 žlice. Šećer u prahu

Posolite po ukusu

metoda

Za pripremu preljeva dodajte skutu, listiće mente, suhu senf, šećer i sol u zdjelu i dobro miješajte dok se šećer ne otopi. Ostatak sastojaka pomiješajte u drugoj zdjeli i ostavite da odstoji. Prije posluživanja salatu dodajte preljev i poslužite hladnu.

Uživati!

Salata od voća i zelene salate

Sastojci

2-3 lista zelene salate narezane na kockice

1 nasjeckana papaja

½ šalice grožđa

2 naranče

½ šalice jagoda

1 lubenica

2 žlice. Sok od limuna

1 velika žlica. dragi

1 žličica pahuljica crvenog čilija

metoda

Stavite limunov sok, med i pahuljice čilija u zdjelu i dobro promiješajte te ostavite sa strane. Ostatak sastojaka sada stavite u drugu zdjelu i dobro ih promiješajte. Prije posluživanja salatu dodajte preljev i odmah poslužite.

Uživati!

Salata od jabuka i zelene salate

Sastojci

1/2 šalice pirea od dinje

1 žličica prženih sjemenki kumina

1 žličica korijandera

sol i papar po ukusu

2-3 zelene salate, narezane na komade

1 kupus, nasjeckan

1 ribana mrkva

1 paprika narezana na kockice

2 žlice. Sok od limuna

½ šalice nasjeckanog grožđa

2 nasjeckane jabuke

2 nasjeckana zelena luka

metoda

Stavite klice, zelenu salatu, narezanu mrkvu i papriku u lonac i prelijte hladnom vodom, zakuhajte i kuhajte dok ne postanu hrskave, što može potrajati i do 30 minuta. Sada ih ocijedite i zavežite u krpu te ohladite. Sada se jabuke uzimaju s limunovim sokom u zdjelu i hlade. Sada stavite ostale sastojke u zdjelu i dobro ih pomiješajte. Salatu odmah poslužite.

Uživati!

Salata od graha i paprike

Sastojci

1 šalica graha, kuhanog

1 šalica namočenog i kuhanog slanutka

Maslinovo ulje

2 kosana luka

1 žličica nasjeckanog cilantra

1 paprika

2 žlice. Sok od limuna

1 žličica čilija u prahu

Sol

metoda

Papriku treba izbosti vilicom i premazati uljem te peći na laganoj vatri. Sada umočite papriku u hladnu vodu, a zatim uklonite opečenu kožicu i narežite. Ostatak sastojaka pomiješajte s paprikom, pa dobro promiješajte. Prije posluživanja ostavite da se ohladi sat vremena ili više.

Uživati!!

Salata od mrkve i datulja

Sastojci

1 ½ šalice naribane mrkve

1 zelena salata

2 žlice. pržene i nasjeckane bademe

Preljev od meda i limuna

metoda

Naribanu mrkvu stavite u lonac s hladnom vodom i ostavite 10-ak minuta pa je ocijedite. Sada će se isto ponoviti sa zelenom salatom. Sada izvadite mrkvu i zelenu salatu s ostalim sastojcima u zdjelu i ohladite prije posluživanja. Salatu poslužite posipajući po vrhu prženim i nasjeckanim bademima.

Uživati!!

Kremasti preljev za salatu od paprike

Sastojci

2 šalice majoneze

1/2 šalice mlijeka

Voda

2 žlice. jabukovača ocat

2 žlice. Sok od limuna

2 žlice. Parmezan

Sol

Malo umaka od ljutih papričica

Malo Worcestershire umaka

metoda

Uzmite veliku zdjelu, pokupite sve sastojke i dobro ih izmiješajte da se ne stvore grudice. Kada smjesa dobije željenu kremastu strukturu, ulijte je u salatu od svježeg voća i povrća i tada je salata s preljevom spremna za posluživanje. Ovaj kremasti i pikantni preljev od papra ne samo da je dobar za salate, već se može poslužiti i za piletinu, hamburgere i sendviče.

Uživati!

havajska salata

Sastojci

Za preljev od naranče

Žlica kukuruznog brašna

Otprilike šalica narančaste tikve

1/2 šalice soka od naranče

Cimet u prahu

Za salatu

5-6 listova zelene salate

1 ananas narezan na kockice

2 banane, narezane na kockice

1 krastavac, izrezan na kockice

2 rajčice

2 naranče, izrezane na kriške

4 crne datulje

Posolite po ukusu

metoda

Da biste napravili preljev za salatu, uzmite zdjelu i pomiješajte kukuruzni škrob sa sokom od naranče, a zatim dodajte tikvicu od naranče u zdjelu i kuhajte dok se tekstura preljeva ne zgusne. Zatim se u zdjelu doda cimet u prahu i čili u prahu, a zatim se ohladi nekoliko sati. Zatim pripremite salatu, stavite listove zelene salate u zdjelu i podlijte ih vodom oko 15 minuta. Sada se narezane rajčice stavljaju u zdjelu s komadićima ananasa, jabukom, bananom, krastavcima i segmentima naranče, posolite po ukusu i dobro promiješajte. Sada ga dodajte listovima zelene salate, a zatim ohlađenim dresingom prelijte salatu, prije posluživanja.

Uživati!!

salata od zagorjelog kukuruza

Sastojci

Paket kukuruza šećerca u klipu

1/2 šalice narezanog luka

1/2 šalice narezane paprike

1/2 šalice narezanih rajčica

Posolite po ukusu

Za preljev za salatu

Maslinovo ulje

Sok od limuna

čili u prahu

metoda

Klasje treba peći na srednjoj vatri dok malo ne pougljeni. Nakon pečenja iz klasja se uz pomoć noža vade zrna. Sada uzmite zdjelu i pomiješajte žitarice, nasjeckani luk, papriku i rajčice sa soli, a zatim ostavite zdjelu sa strane. Sada pripremite preljev za salatu tako da pomiješate maslinovo ulje, limunov sok i čili u prahu, a zatim ga ohladite. Prije posluživanja salatu prelijte dressingom, pa poslužite.

Uživati!

Salata od kupusa i grožđa

Sastojci

1 narendani kupus

Oko 2 šalice zelenog grožđa prerezanog na pola

1/2 šalice sitno nasjeckanog cilantra

3 nasjeckana zelena čilija

Maslinovo ulje

Sok od limuna, po ukusu

Šećer u prahu, po ukusu

sol i papar po ukusu

metoda

Za pripremu preljeva za salatu, stavite maslinovo ulje, limunov sok sa šećerom, soli i paprom u zdjelu i dobro promiješajte te ohladite. Sada stavite ostatak sastojaka u drugu zdjelu i ostavite sa strane. Prije posluživanja salatu dodajte ohlađeni preljev za salatu i lagano promiješajte.

Uživati!!

salata od citrusa

Sastojci

Otprilike 1 šalica kuhane tjestenine od cjelovitog zrna pšenice

1/2 šalice narezane paprike

1/2 šalice mrkve, blanširane i nasjeckane

Proljetni luk. isjeckan

1/2 šalice naranče, narezane na kriške

1/2 šalice kriški slatke limete

Šalica klica graha

Otprilike šalica skute s malo masnoće

2-3 žlice listića metvice

Gorušica u prahu, po ukusu

Šećer u prahu, po ukusu

Sol

metoda

Za pripremu preljeva dodajte skutu, listiće mente, suhu senf, šećer i sol u zdjelu i dobro promiješajte. Sada pomiješajte ostale sastojke u drugoj posudi i ostavite da odstoji. Prije posluživanja salatu dodajte preljev i poslužite ohlađenu.

Uživati!!

Salata od voća i zelene salate

Sastojci

4 lista zelene salate narezana na kockice

1 nasjeckana papaja

1 šalica grožđa

2 naranče

1 šalica jagoda

1 lubenica

½ šalice soka od limuna

1 žličica meda

1 žličica pahuljica crvenog čilija

metoda

Stavite limunov sok, med i pahuljice čilija u zdjelu i dobro promiješajte te ostavite sa strane. Ostatak sastojaka sada stavite u drugu zdjelu i dobro ih promiješajte. Prije posluživanja salatu dodajte preljev.

Uživati!

curry salata od piletine

Sastojci

2 pileća prsa bez kostiju i kože, kuhana i izrezana na polovice

3-4 stabljike celera nasjeckane

1/2 šalice nemasne majoneze

2-3 žličice curry praha

metoda

Stavite kuhana pileća prsa bez kostiju i kože s ostatkom sastojaka, celerom, nemasnom majonezom i curryjem u srednje velike zdjele i dobro promiješajte. Tako je ovaj ukusan i jednostavan recept spreman za posluživanje. Ova salata se može koristiti kao nadjev za sendviče sa zelenom salatom na kruhu.

Uživati!!

Salata od jagoda i špinata

Sastojci

2 žličice sezamovih sjemenki

2 žličice maka

2 žličice bijelog šećera

Maslinovo ulje

2 žličice paprike

2 žličice bijelog octa

2 žličice Worcestershire umaka

Nasjeckani luk

Špinat oprati i narezati na kockice

Litru jagoda nasjeckajte na komadiće

Manje od šalice badema, posrebrenih i blanširanih

metoda

Uzmite srednju posudu; Pomiješajte mak, sezam, šećer, maslinovo ulje, ocat i papriku zajedno s Worcestershire umakom i lukom. Dobro promiješajte i pokrijte te zamrznite najmanje sat vremena. Uzmite drugu zdjelu i pomiješajte špinat, jagode i bademe, zatim ulijte mješavinu začinskog bilja i ohladite salatu prije posluživanja najmanje 15 minuta.

Uživati!

slatka salata salata

Sastojci

Jedna mješavina salate od kupusa u vrećici od 16 unci

1 kosani luk

Manje od šalice kremastog preljeva za salatu

Biljno ulje

1/2 šalice bijelog šećera

Sol

Makovo sjeme

bijeli ocat

metoda

Uzmite veliku zdjelu; Pomiješajte mješavinu salate od kupusa i luk. Sada uzmite drugu zdjelu i pomiješajte preljev za salatu, biljno ulje, ocat, šećer, sol i mak. Nakon dobrog miješanja dodajte smjesu u smjesu salate od kupusa i dobro pokrijte. Prije posluživanja ukusnu salatu ohladite je barem sat-dva u hladnjaku.

Uživati!

Klasična salata od makarona

Sastojci

4 šalice laktastih makarona, nekuhanih

1 šalica majoneze

Manje od šalice destiliranog bijelog octa

1 šalica bijelog šećera

1 žličica žute gorušice

Sol

mljeveni crni papar

Jedna veća glavica luka sitno nasjeckana

Otprilike šalica naribane mrkve

2-3 stabljike celera

2 ljute papričice nasjeckane

metoda

Uzmite veliki lonac i stavite posoljenu vodu i prokuhajte, dodajte makarone i kuhajte i ohladite oko 10 minuta pa ocijedite. Sada uzmite veliku zdjelu i dodajte ocat, majonezu, šećer, ocat, senf, sol i papar i dobro promiješajte. Kada se dobro izmiješa, dodajte celer, zelenu papriku, papriku, mrkvu i makarone i ponovno dobro promiješajte. Nakon što su svi sastojci dobro izmiješani, ostavite je u hladnjaku barem 4-5 sati prije posluživanja ukusne salate.

Uživati!

Salata od kruške i roqueforta

Sastojci

Zelena salata, izrezana na komade

Oko 3-4 kruške oguljene i nasjeckane

1 limenka Roquefort sira, naribanog ili izmrvljenog

Zeleni luk, narezan na ploške

Otprilike šalica bijelog šećera

1/2 konzerve oraha

Maslinovo ulje

2 žličice crvenog vinskog octa

senf po ukusu

Češanj češnjaka

Sol i crni papar po ukusu

metoda

Uzmite šerpu i zagrijte ulje na srednje jakoj vatri pa umiješajte šećer u orahe i miješajte dok se šećer ne rastopi i orasi ne karameliziraju pa ostavite da se ohlade. Sada uzmite drugu zdjelu i dodajte ulje, ocat, šećer, senf, češnjak, sol i crni papar i dobro promiješajte. Sada u zdjeli pomiješajte zelenu salatu, kruške i plavi sir, avokado i vlasac pa dodajte preljev pa pospite karameliziranim orasima i poslužite.

Uživati!!

Barbie salata od tune

Sastojci

Konzerva albacore tunjevine

½ šalice majoneze

Žlica parmezana

Slatki kornišon, po ukusu

Ljuskice luka, po ukusu

Curry prah, po ukusu

sušeni peršin, po ukusu

Kopar, sušeni, po ukusu

Češnjak u prahu, po ukusu

metoda

Uzmite zdjelu i dodajte sve sastojke i dobro promiješajte. Prije posluživanja ostavite ih da se ohlade sat vremena.

Uživati!!

Božićna salata od piletine

Sastojci

1 funta pilećeg mesa, kuhanog

šalica majoneze

Žličica paprike

Otprilike dvije šalice suhih brusnica

2 zelena luka sitno nasjeckana

2 zelene paprike, nasjeckane

Šalica nasjeckanih oraha

Sol i crni papar po ukusu

metoda

Uzmite srednju zdjelu, pomiješajte majonezu, papriku, a zatim začinite po ukusu i dodajte soli ako je potrebno. Sada uzmite brusnice, celer, papriku, luk i orahe i dobro ih izmiješajte. Sada se dodaje kuhana piletina i ponovo dobro promiješa. Začinite po ukusu, a zatim po potrebi dodajte mljevenog crnog papra. Prije posluživanja ostavite da se ohladi barem sat vremena.

Uživati!!

Meksička salata od graha

Sastojci

Konzerva crnog graha

konzerva graha

Konzerva cannellini graha

2 nasjeckane zelene paprike

2 crvene paprike babure

Paket smrznutog kukuruznog zrna.

1 glavica crvenog luka sitno nasjeckana

Maslinovo ulje

1 velika žlica. crni vinski ocat

½ šalice soka od limuna

Sol

1 češnjak, zgnječen

1 velika žlica. Korijander

1 žličica kima, mljevenog

Crni papar

1 žličica umaka od papra

1 žličica čilija u prahu

metoda

Uzmite zdjelu i pomiješajte grah, papriku, smrznuti kukuruz i crveni luk. Sada uzmite drugu malu zdjelu, pomiješajte ulje, vinski ocat, limunov sok, korijander, kumin, crni papar, a zatim začinite po želji i dodajte ljuti umak s čilijem u prahu. Ulijte smjesu za preljev i dobro promiješajte. Prije posluživanja ostavite ih da se ohlade sat-dva.

Uživati!!

Salata od tjestenine Bacon Ranch

Sastojci

Limenka nekuhane trobojne rotini tjestenine

9-10 kriški slanine

šalica majoneze

mješavina preljeva za salatu

1 žličica češnjaka u prahu

1 žličica češnjaka papar

1/2 šalice mlijeka

1 nasjeckana rajčica

Konzerva crnih maslina

Šalica cheddar sira, naribanog

metoda

U lonac stavite posoljenu vodu i zakuhajte. U njemu kuhajte tjesteninu dok ne omekša oko 8 minuta. Sada uzmite tavu i zagrijte ulje u tavi i u njemu ispecite slaninu i kad se skuha ocijedite je pa nasjeckajte. Uzmite drugu zdjelu i dodajte preostale sastojke, a zatim dodajte tjesteninu i slaninu. Poslužite kada se dobro izmiješa.

Uživati!!

Salata od crvenog krumpira

Sastojci

4 mlada crvena krumpira, očišćena i izribana

2 jaja

pola kilograma slanine

sitno nasjeckani luk

Stabljika celera nasjeckana

oko 2 šalice majoneze

sol i papar po ukusu

metoda

Stavite posoljenu vodu u lonac i prokuhajte, a zatim dodajte mladi krumpir u lonac i kuhajte oko 15 minuta, dok ne omekša. Zatim krumpir ocijedite i ostavite da se ohladi. Sada stavite jaja u tavu i prelijte ih hladnom vodom, zatim stavite vodu da prokuha, a zatim maknite posudu s vatre i ostavite je sa strane. Sada skuhajte slaninu i ocijedite je te stavite sa strane. Sada dodajte i sastojke s krumpirom i slaninom i dobro promiješajte. Ohladite i poslužite.

Uživati!!

Salata od crnog graha i kus-kusa

Sastojci

Šalica kus-kusa, nekuhanog.

Otprilike dvije šalice pileće juhe

Maslinovo ulje

2-3 žlice soka od limete

2-3 žlice crvenog vinskog octa

Kim

2 nasjeckana zelena luka

1 crvena paprika nasjeckana

svježe nasjeckani cilantro

Šalica smrznutih zrna kukuruza.

Dvije konzerve crnog graha

sol i papar po ukusu

metoda

Zakuhajte pileću juhu pa u nju umiješajte kus-kus i kuhajte ga tako da poklopite tavu i ostavite sa strane. Sada pomiješajte maslinovo ulje, sok limete, ocat i kumin, a zatim dodajte luk, papriku, cilantro, kukuruz, grah i poklopite. Sada pomiješajte sve sastojke i prije posluživanja ostavite da se ohladi nekoliko sati.

Uživati!!

Grčka salata od piletine

Sastojci

2 šalice kuhanog pilećeg mesa

1/2 šalice narezane mrkve

1/2 šalice krastavca

Otprilike šalica nasjeckanih crnih maslina

Otprilike šalica feta sira, naribanog ili izmrvljenog

Preljev za salatu u talijanskom stilu

metoda

Uzmite veliku zdjelu, stavite kuhanu piletinu, mrkvu, krastavac, masline i sir i dobro ih promiješajte. Sada dodajte mješavinu preljeva za salatu i ponovno dobro promiješajte. Sada ohladite zdjelu tako da je pokrijete. Poslužite ohlađeno.

Uživati!!

otmjena salata od piletine

Sastojci

½ šalice majoneze

2 žlice. jabukovača ocat

1 mljeveni češnjak

1 žličica svježeg kopra, sitno nasjeckanog

1 funta kuhanih pilećih prsa bez kože i kostiju

½ šalice feta sira, naribanog

1 crvena paprika

metoda

Majonezu, ocat, češnjak i kopar dobro promiješajte i ostavite u hladnjaku najmanje 6-7 sati ili preko noći. Sada se piletina, paprika i sir pomiješaju i ostave da se ohlade nekoliko sati, a zatim se posluži zdrava i ukusna salata po receptu.

Uživati!!

Pileća salata s voćnim curryjem

Sastojci

4-5 pilećih prsa, kuhana

Stabljika celera nasjeckana

Zeleni luk

Otprilike šalica zlatnih grožđica

Jabuka oguljena i narezana

prženi orasi

Zeleno grožđe, očišćeno od sjemenki i prepolovljeno

curry prah

Šalica majoneze s niskim udjelom masti.

metoda

Uzmite veliku zdjelu i stavite sve sastojke poput celera, luka, grožđica, narezanih jabuka, pečenih oraha, zelenog grožđa bez sjemenki s curryjem u prahu i majoneze i dobro promiješajte. Kada se međusobno dobro povežu, ostavite ih nekoliko minuta da odstoje, a zatim poslužite ukusnu i zdravu salatu od piletine.

Uživati!!

Predivna pileća salata s karijem

Sastojci

Oko 4-5 pilećih prsa bez kostiju i kože, prerezanih na pola

šalica majoneze

Otprilike šalica ljutog umaka

Žličica curry praha

Otprilike žličica. od papra

Orasi, otprilike šalica, nasjeckani

Jedna šalica grožđa, bez sjemenki i prerezana na pola.

1/2 šalice sitno nasjeckanog luka

metoda

Uzmite veću tavu, kuhajte pileća prsa u njoj oko 10 minuta i kad su kuhana, izrendajte ih vilicom. Zatim ih ocijedite i ostavite da se ohlade. Sada uzmite drugu zdjelu i dodajte majonezu, ljuti umak, curry prah i papar te promiješajte. Zatim u smjesu umiješajte kuhana, narezana pileća prsa pa dodajte orahe, curry prah i papar. Prije posluživanja salatu ohladite nekoliko sati u hladnjaku. Ova salata odlična je opcija za hamburgere i sendviče.

Uživati!

Začinjena salata od mrkve

Sastojci

2 nasjeckane mrkve

1 mljeveni češnjak

Oko šalice vode 2-3 žlice. Sok od limuna

Maslinovo ulje

Posolite po ukusu

papar po ukusu

pahuljice crvene paprike

Peršin, svjež i nasjeckan

metoda

Stavite mrkvu u mikrovalnu i kuhajte je nekoliko minuta sa nasjeckanim češnjakom i vodom. Izvadite iz mikrovalne, kada je mrkva kuhana i mekana. Zatim ocijedite mrkvu i stavite je sa strane. Sada dodajte limunov sok, maslinovo ulje, ljuskice papra, sol i peršin u zdjelu s mrkvom i dobro promiješajte. Pustite da se ohladi nekoliko sati, a zatim je ukusna pikantna salata spremna za posluživanje.

Uživati!!

Azijska salata od jabuka

Sastojci

2-3 žličice rižinog octa 2-3 žlice. sok od limete

Posolite po ukusu

Šećer

1 žličica ribljeg umaka

1 julienned jicama

1 nasjeckana jabuka

2 mlada luka sitno nasjeckana

metvica

metoda

Rižin ocat, sol, šećer, sok od limete i riblji umak treba pravilno pomiješati u srednjoj zdjeli. Kad se dobro izmiješaju, julienned jicama treba pomiješati s nasjeckanim jabukama u zdjeli i dobro promiješati. Zatim se dodaju kotleti vlasca i menta i promiješaju. Prije posluživanja salate uz sendvič ili burger ostavite je da se malo ohladi.

Uživati!!

Salata od bundeve i orzoa

Sastojci

1 tikvica

2 nasjeckana vlasca

1 žuta bundeva

Maslinovo ulje

Limenka kuhanog orza

kopar

Peršin

½ šalice kozjeg sira, naribanog

Papar i sol po ukusu

metoda

Tikvice, nasjeckani mladi luk sa žutom tikvicom pirjamo na maslinovom ulju na srednjoj vatri. Treba ih kuhati nekoliko minuta dok ne omekšaju. Sada ih prebacite u zdjelu i u zdjelu ulijte kuhani orzo, s peršinom, naribanim kozjim sirom, koprom, soli i paprom pa opet promiješajte. Prije posluživanja jelo ohladite salatu nekoliko sati.

Uživati!!

Kres-voćna salata

Sastojci

1 lubenica narezana na kockice

2 breskve, izrezane na kriške

1 vezica potočarke

Maslinovo ulje

½ šalice soka od limuna

Posolite po ukusu

papar po ukusu

metoda

Kockice lubenice i kriške breskve pomiješaju se s potočarkom u srednjoj zdjeli, a zatim pokapaju maslinovim uljem sa sokom limete. Zatim začiniti po želji i po potrebi dodati soli i papra, po ukusu. Kada su svi sastojci lagano i pravilno izmiješani, ostavite sa strane ili možete ostaviti nekoliko sati u hladnjaku, a zatim je ukusna i zdrava voćna salata spremna za posluživanje.

Uživati!!

Cezar salata

Sastojci

3 češnja češnjaka, mljevena

3 inćuna

½ šalice soka od limuna

1 žličica Worcestershire umaka

Maslinovo ulje

žumanjak jajeta

1 glavica zelene salate

½ šalice parmezana, naribanog

krutoni

metoda

Mljeveni režnjevi češnjaka s inćunima i limunovim sokom se pasiraju, zatim se dodaje Worcestershire umak sa soli, paprom i žumanjkom, zatim se ponovno miješa dok ne postane glatko. Ovu smjesu treba napraviti uz pomoć blendera na laganoj vatri, sada se polako i postupno dodaje maslinovo ulje i onda se dodaje zelena salata. Zatim se smjesa mora neko vrijeme ostaviti sa strane. Salatu poslužite s preljevom od parmezana i krutonima.

Uživati!!

Salata od piletine i manga

Sastojci

2 pileća prsa, bez kostiju, narezana na komade

Mesclun Zeleni

2 manga, narezana na kockice

¼ šalice soka od limuna

1 žličica naribanog đumbira

2 žličice meda

Maslinovo ulje

metoda

Limunov sok i med treba istući u posudi pa dodati naribani đumbir i također dodati maslinovo ulje. Nakon što ste dobro izmiješali sastojke u zdjeli, ostavite je sa strane. Piletinu ćemo potom ispeći na roštilju i ostaviti da se ohladi, a nakon hlađenja piletinu ćemo narezati na kockice koje se lako grizu. Zatim stavite piletinu u zdjelu i dobro je pomiješajte s povrćem i mangom. Nakon što ste sve sastojke dobro izmiješali, ostavite sa strane da se ohladi, a zatim poslužite ukusnu i zanimljivu salatu.

Uživati!!

Salata od naranče s mozzarellom

Sastojci

2-3 naranče, narezane na ploške

Mozzarella sir

Listove svježeg bosiljka narezati na komadiće

Maslinovo ulje

Posolite po ukusu

papar po ukusu

metoda

Mozzarella i kriške naranče pomiješaju se sa svježim listićima bosiljka. Nakon što ih dobro izmiješate, smjesu pokapajte maslinovim uljem i začinite po želji. Zatim po potrebi posoliti i popapriti, po ukusu. Prije posluživanja salatu ostavite da se ohladi nekoliko sati jer će tako salata dobiti prave okuse.

Uživati!!

salata od tri graha

Sastojci

1/2 šalice jabukovače

Otprilike šalica šećera

Šalica biljnog ulja

Posolite po ukusu

½ šalice zelenog graha

½ šalice voštanog graha

½ šalice graha

2 glavice crvenog luka sitno nasjeckane

sol i papar po ukusu

lišće peršina

metoda

Jabučni ocat s biljnim uljem, šećerom i soli stavi se u lonac i zakuha, zatim se dodaju mahune s narezanim crvenim lukom i ostavi da se marinira najmanje sat vremena. Nakon sat vremena posolite po želji, po potrebi posolite i popaprite te poslužite sa svježim peršinom.

Uživati!!

miso tofu salata

Sastojci

1 žličica đumbira, sitno nasjeckanog

3-4 žlice misa

Voda

1 velika žlica. rižin vinski ocat

1 žličica soja umaka

1 žličica čili paste

1/2 šalice ulja od kikirikija

1 mladi špinat, nasjeckan

½ šalice tofua, narezanog na komade

metoda

Mljeveni đumbir treba ispasirati s misom, vodom, rižinim vinskim octom, sojinim umakom i pastom od čilija. Ovu smjesu potom treba pomiješati s pola šalice ulja od kikirikija. Kad se dobro izmiješa, dodajte tofu narezan na kockice i nasjeckani špinat. Ohladite i poslužite.

Uživati!!

japanska salata od rotkvica

Sastojci

1 lubenica izrezana na kriške

1 rotkvica, narezana na ploške

1 mladi luk

1 vezica nježnog povrća

mirin

1 žličica rižinog vinskog octa

1 žličica soja umaka

1 žličica naribanog đumbira

Sol

sezamovo ulje

Biljno ulje

metoda

Stavite lubenicu, rotkvicu s vlascem i zelenilom u zdjelu i ostavite sa strane. Sada uzmite drugu zdjelu, dodajte mirin, ocat, sol, naribani đumbir, sojin umak sa sezamovim uljem i biljnim uljem i zatim dobro promiješajte. Kada su sastojci u zdjeli dobro izmiješani, ovom smjesom premažite zdjelu s lubenicama i rotkvicama. Tako je zanimljiva, ali vrlo ukusna salata spremna za posluživanje.

Uživati!!

jugozapadni cobb

Sastojci

1 šalica majoneze

1 šalica mlaćenice

1 žličica ljutog Worcestershire umaka

1 žličica korijandera

3 mlada luka

1 velika žlica. kora od narandže

1 mljeveni češnjak

1 glavica zelene salate

1 avokado, narezan na kockice

jicama

½ šalice ljutog sira, naribanog ili izmrvljenog

2 naranče, izrezane na kriške

Posolite po ukusu

metoda

Majonezu i mlaćenicu treba propasirati s ljutim Worcestershire umakom, vlascem, koricom naranče, korijanderom, mljevenim češnjakom i soli. Sada uzmite drugu zdjelu i pomiješajte zelenu salatu, avokado i jicama s narančama i ribanim sirom. Zdjelu s narančama sada prelijte pireom od mlaćenice i ostavite sa strane prije posluživanja kako bi se postigao pravi okus salate.

Uživati!!

Caprese salata

Sastojci

1 paket Fusilli

1 šalica mozzarelle, narezane na kockice

2 rajčice, očišćene od sjemenki i nasjeckane

listovi svježeg bosiljka

¼ šalice prženih pinjola

1 mljeveni češnjak

sol i papar po ukusu

metoda

Fužile će se kuhati prema uputama, a zatim ostaviti sa strane da se ohlade. Kad se ohladi, pomiješajte s mozzarellom, rajčicama, prženim pinjolima, mljevenim češnjakom i listićima bosiljka te začinite po želji, po želji dodajte sol i papar. Svu mješavinu salate ostavite sa strane da se ohladi, a zatim je poslužite uz sendviče ili hamburgere ili uz bilo koje jelo.

Uživati!!

Salata od dimljene pastrve

Sastojci

2 žlice. jabukovača ocat

Maslinovo ulje

2 ljutike, nasjeckane

1 žličica hrena

1 žličica Dijon senfa

1 žličica meda

sol i papar po ukusu

1 konzerva Dimljena pastrva, u listićima

2 jabuke, narezane na ploške

2 cikle, narezane na ploške

rikula

metoda

Uzmite veliku zdjelu i u nju dodajte dimljenu pastrvu u listićima s julieniranim jabukama, ciklom i rikulom i ostavite zdjelu sa strane. Sada uzmite drugu zdjelu i pomiješajte zajedno jabučni ocat, maslinovo ulje, hren, nasjeckanu ljutiku, med i dijon senf te smjesu začinite po ukusu, a zatim po potrebi dodajte sol i papar po svom ukusu. Sada uzmite ovu smjesu i prelijte preko zdjele juliened jabuka i dobro promiješajte, a zatim poslužite salatu.

Uživati!!

Salata od jaja s grahom

Sastojci

1 šalica zelenih mahuna, blanširanih

2 rotkvice, narezane na ploške

2 jaja

Maslinovo ulje

sol i papar po ukusu

metoda

Jaja treba prvo skuhati s blitvom, a potom pomiješati s blanširanim mahunama i narezanim rotkvicama. Dobro izmiješajte pa poškropite maslinovim uljem i začinite po želji. Kada su svi sastojci dobro izmiješani, ostavite ih sa strane i ostavite da se ohlade. Kada se smjesa ohladi, salata je spremna za posluživanje.

Uživati!!

Salata Ambrozija

Sastojci

1 šalica kokosovog mlijeka

2-3 kriške narančine korice

Nekoliko kapi esencije vanilije

1 šalica narezanog grožđa

2 mandarine, narezane na kriške

2 jabuke, narezane na ploške

1 naribani i tostirani kokos

10-12 mljevenih oraha

metoda

Uzmite srednju zdjelu i pomiješajte kokosovo mlijeko, koricu naranče s esencijom vanilije. Kada se dobro umuti, dodajte narezanu mandarinu sa narezanim jabukama i grožđem. Nakon što ste dobro pomiješali sve sastojke, ohladite je sat-dva u hladnjaku prije posluživanja ukusne salate. Kada se salata ohladi poslužite je uz sendvič ili burger.

Uživati!!

klin salata

Sastojci

šalica majoneze

Šalica plavog sira

1/2 šalice mlaćenice

ljutika

Naribani limun

engleski umak

svježe peršinovo lišće

klinovi sante leda

1 tvrdo kuhano jaje

1 šalica slanine, izmrvljene

sol i papar po ukusu

metoda

Pasirajte majonezu s plavim sirom, mlaćenicom, ljutikom, umakom, koricom limuna i peršinom. Nakon pasiranja začiniti po želji i po potrebi dodati soli i papra po želji. Sada uzmite drugu zdjelu i ubacite kriške iceberga u zdjelu s mimozom od jaja, kako bi mimoza od jaja zaprljala tvrdo kuhana jaja kroz cjedilo. Sada prelijte pire od majoneze preko zdjele s kriškama i mimozom pa dobro promiješajte. Salata se poslužuje tako da se po njoj rasporedi svježa slanina.

Uživati!!

Španjolska salata od paprike

Sastojci

3 mlada luka

4-5 maslina

2 paprike

2 žlice. Sherry vinager

1 glavica dimljene paprike

1 glavica zelene salate

1 šaka badema

Češanj češnjaka

Kriške kruha

metoda

Vlasac se ispeče na roštilju, a zatim se nareže na komade. Sada uzmite drugu zdjelu i dodajte paprike i masline s bademima, dimljenu papriku, ocat, zelenu salatu i grilani i nasjeckani vlasac. Sastojke u zdjeli dobro promiješajte i ostavite sa strane. Sada su šnite kruha pečene i kada se peku, režnjevi češnjaka se natrljaju preko ploški, a zatim se mješavina paprika prelije preko pečenih kruhova.

Uživati!!

mimoza salata

Sastojci

2 tvrdo kuhana jaja

½ šalice maslaca

1 glavica zelene salate

Ocat

Maslinovo ulje

nasjeckano bilje

metoda

Uzmite srednju zdjelu i pomiješajte zelenu salatu, maslac s octom, maslinovim uljem i nasjeckanim začinskim biljem. Nakon što ste pravilno izmiješali sastojke u zdjeli, ostavite zdjelu na neko vrijeme. U međuvremenu će se pripremiti mimoza. Za pripremu mimoze prvo se ogule tvrdo kuhana jaja, a zatim uz pomoć cjedila propasiraju tvrdo kuhana jaja i tako je mimoza jaje gotovo. Sada ovu mimozu od jaja treba žlicom preliti preko zdjele za salatu, prije nego što poslužite ukusnu salatu od mimoze.

Uživati!!

klasični waldorf

Sastojci

1/2 šalice majoneze

2-3 žlice kiselog vrhnja

2 mlada luka

2-3 žlice peršina

1 limunova korica i sok

Šećer

2 nasjeckane jabuke

1 stabljika celera nasjeckana

Orasi

metoda

Uzeti zdjelu, pa majonezu, kiselo vrhnje treba umutiti sa vlascem, limunovom koricom i sokom, peršinom, paprom i šećerom. Kada su sastojci u zdjeli dobro izmiješani, ostaviti je sa strane. Sada uzmite drugu zdjelu i pomiješajte jabuke, nasjeckani celer i orahe. Sada uzmite smjesu majoneze i pomiješajte je s jabukama i celerom. Sve sastojke dobro promiješajte, ostavite zdjelu da malo odstoji pa poslužite salatu.

Uživati!!

Crnooki grašak salata

Sastojci

sok od limete

1 mljeveni češnjak

1 žličica kima, mljevenog

Sol

Korijander

Maslinovo ulje

1 šalica crnookog graška

1 jalapeno, nasjeckan ili zgnječen

2 rajčice, narezane na kockice

2 glavice crvenog luka sitno nasjeckane

2 avokada

metoda

Sok limete treba umutiti s češnjakom, kuminom, korijanderom, soli i maslinovim uljem. Kada su svi ovi sastojci dobro izmiješani, pomiješajte ovu smjesu sa zgnječenim jalapenosom, crnim graškom, avokadom i sitno nasjeckanim crvenim lukom. Kada su svi sastojci dobro promiješani, salatu ostavite nekoliko minuta da odstoji i poslužite.

Uživati!!

www.ingramcontent.com/pod-product-compliance
Lightning Source LLC
Chambersburg PA
CBHW070422120526
44590CB00014B/1498